Detox Quickies

10 einfache Rezepte für die Entgiftung
Für einen gesunden Darm, einfache Umstellung auf
zuckerfreie Ernährung
und ganzheitliches Wohlbefinden

Sia Westphal

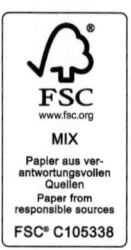

Haftungsausschluss/Impressum

Die Autorin dieses eBooks übernimmt keine Haftung für die angegebenen Tipps und Empfehlungen. Autorin und Verlag übernehmen keine Gewähr für die Leistung, Wirksamkeit oder Anwendbarkeit aller im Buch genannten Angaben. Das Buch dient zu Informationszwecken.
Das Buch ersetzt keinen Arztbesuch. Die darin enthaltenen Angaben sollten nur bei einwandfreiem Gesundheitszustand angewandt werden. Auch für allergische Reaktionen kann keine Gewährleistung übernommen werden.

Bibliografische Information der Deutschen Nationalbibliothek: Die Deutsche Nationalbibliothek verzeichnet diese Publikation in der Deutschen Nationalbibliografie; detaillierte bibliografische Daten sind im Internet über dnb.dnb.de abrufbar.

Copyright © 2020 Sia Westphal/Stephanie Kopf

Herstellung und Verlag: BoD – Books on Demand, Norderstedt.

ISBN: 9783751968775

Inhaltsverzeichnis

Vorwort der Autorin

Es war eine schwierige Kieferhöhlenentzündung, die mich dazu zwang, längere Zeit Antibiotika zu nehmen. Das hat geholfen, die Entzündung zu besiegen und ich wurde an sich wieder „gesund", aber ich fühlte mich einfach schlapp, müde, aufgequollen und schlecht. Ich schleppte mich durch den Alltag, meine Familie erlebte mich antriebslos und gereizt.

Meine beste Freundin riet mir dazu, eine Entgiftung zu machen, um die Einflüsse der starken Medikamenteneinnahme aufzulösen. Auf mich wirkte das im ersten Moment stressig – verbunden mit Stress, den ich nicht auch noch gebrauchen konnte.

Aber nach langem Zögern und viel, viel Lesen entschied ich mich für eine Entgiftung. Sie sollte aber simpel, einfach und effektiv sein und ich wollte mich nicht eingeschränkt im Alltag fühlen.

Gesagt, getan!

Ich habe mir „Detox Quickies" ausgedacht und umgesetzt. Und das Ergebnis hat mich sprachlos gemacht. Nach nur einem Entgiftungstag spürte ich mehr Wohlbefinden, meine Laune hob sich.

Ich habe für mich entdeckt, dass mir ein Detox-Tag pro Woche genügt, um die restlichen Tage einer Woche richtig zu rocken. Mein Heißhunger auf Süßkram hat sich als netter Nebeneffekt verabschiedet. Ich brauche zudem nicht mehr ständig was zu knabbern. Ich höre auf zu essen, wenn ich satt bin – und nicht, wenn der Teller leer ist.

Die Detox-Quickies habe ich mir so konzipiert, dass ich sie unkompliziert bei der Arbeit und unterwegs anwenden kann.

Kapitel 1 - Was bedeutet „Entgiftung des Körpers?"

Sicherlich haben Sie schon von der Entgiftung des Körpers gehört, denn sie ist sehr in Mode, insbesondere bei Prominenten. Sie haben sich vielleicht auch schon darüber gewundert, warum dabei dem Dickdarm so viel Bedeutung zugemessen wird. Die Entgiftung des Körpers konzentriert sich auf die Reinigung Ihres Verdauungssystems, normalerweise durch Trinken eines Getränks, das dazu dient, Ihren Darm zu entleeren und Ihrem Verdauungssystem einen ordentlichen Schub zu verpassen. Die Entgiftung, die in diesem Buch beschrieben wird, basiert auf einer Reinigung und einer Stärkung des Verdauungssystems mit unterstützenden Getränke-Mixes.

zum Verfahren.

Um einen gesunden Körper zu haben, müssen Sie über ein gesundes Verdauungssystem verfügen. Aber Ihr Verdauungssystem ist leider auch der Speicher für Gifte und Schlacken, die sich dort ansammeln. Auch wenn Sie ein gesunder Mensch sind, der nicht raucht, keinen Alkohol trinkt und nur Bio-Lebensmittel konsumiert, nehmen Sie immer noch Giftstoffe auf. Sie sind in der Luft, die Sie atmen, im Wasser, das man trinkt. Diese Toxine verbleiben im Körper und finden ihren Weg ins Verdauungssystem - ein lebenswichtiges System, das Sie benötigen, um gesund zu sein.

Das Verdauungssystem besteht aus Organen wie Leber, Bauchspeicheldrüse, Nieren und Darm. Nahrungsmittel gelangen in der Regel über den Magen in den Verdauungstrakt und werden dann zur Verarbeitung durch den Darm geleitet. Einige Lebensmittel und Getränke, die Sie zu sich nehmen, sind für Nieren und Bauchspeicheldrüsen nur sehr schwer zu verarbeiten.

Einfache Kohlenhydrate zum Beispiel sind für die Nieren und die Bauchspeicheldrüse sowie die Leber schwierig zu verarbeiten.

Giftstoffe in der Luft, die Sie einatmen, gelangen über das Kreislaufsystem in das System, lagern sich im Blut ein und erreichen somit die Organe. Wenn Sie zum Beispiel rauchen, werden die Giftstoffe im Rauch in Ihren Blutkreislauf aufgenommen und durch Ihren Körper getragen. Auch das wirkt sich negativ auf das Verdauungssystem aus.

Natürliche Entgiftung - Wie man natürlich entgiftet!

Ihre Haut ist Ihr größtes Organ, und wenn Sie ein Bad nehmen oder duschen, verwenden Sie Chemikalien und Hormone, die in Shampoo und Seife enthalten sind, und nehmen diese über Ihre Haut in den Körper auf.

Die Entgiftung reinigt den Körper von allen Giftstoffe, die sich im Verdauungstrakt befinden.

Es ist nicht nur eine gute Möglichkeit, die Gifte aus dem Körper zu entfernen, sondern es funktioniert auch gut, wenn es darum geht, Gewicht zu verlieren.

Die Entgiftungsformel für den Körper lautet: Trinken, um gesund zu werden.

In diesem Buch erfahren Sie alles über die Entgiftung des Körpers zu Hause und was Sie dazu brauchen.

Wenn Sie nach einer Möglichkeit suchen, Gewicht zu verlieren, gesund zu bleiben und Ihr Verdauungssystem in Schuss zu bringen, fangen Sie mit den Detox- Rezepten aus diesem Buch an.

Kapitel 2 - Wer braucht eine Entgiftung des Körpers?

Wie bereits erwähnt, kann so gut wie jeder von der Entgiftung des Körpers Gebrauch machen. Wie oft Sie eine Entgiftung machen, hängt von Ihrem Ziel und Ihren Lebensumständen ab.

Eine Entgiftung eignet sich:
- Nach der Einnahme von Medikamenten, ausgelöst durch eine Krankheit
- Nach dem Aufgeben des Rauchens
- Nach einer schwierigen Lebenssituation
- Beim Wunsch nach Abnehmen

Wenn Sie versuchen, Gewicht zu verlieren, sollten Sie vielleicht eine Körperentgiftung versuchen. Dies wird den Abfall in Ihrem Körper beseitigen und Sie werden sich viel leichter fühlen und auch das Bewusstsein zum Körper ändert sich.

Viele Menschen, die auf der Suche nach einer Möglichkeit sind, Gewicht zu verlieren, entscheiden sich für eine Körperentgiftung. Die Körperentgiftung ist eine der gesündesten Möglichkeiten, Gewicht zu verlieren.

Da Sie dazu neigen, Abfallstoffe in Ihrem Darm zu speichern, fühlen Sie sich oft aufgebläht oder schwammig. Die Entgiftung des Körpers beseitigt die Abfallstoffe aus Ihrem Körper und Sie fühlen sich dauerhaft leicht und gesund. Abgesehen davon ist die Entgiftung des Körpers kein Abführmittel. Es ist ein natürliche Art und Weise, Abfall aus Ihrem System zu eliminieren, was ein Gewichtsverlust mit sich bringt.

Sich selbst von Toxinen befreien

Viele der Prominenten nutzen die Entgiftung des Körpers, um sich von Giftstoffen zu befreien, wobei sie regelmäßig Detox-Mixes trinken.

Wenn Sie sich gesund ernähren, können Sie die Entgiftung des Körpers als eine Möglichkeit nutzen, um gesünder zu bleiben. Kräuter, Vitamine und Mineralien helfen dem Körper bei der Entgiftung der Verdauungsorgane.

Mit natürlichen Entgiftungsmitteln wird der Körper mit einer Reihe von Nährstoffen versorgt, die nicht am Ende nur dem Verdauungssystem helfen, sondern dem Rest des Körpers. Die Verdauungsorgane geben wertvolle Nährstoffe durch den Körper zurück in das Herz, das Gehirn und andere lebenswichtige Organe.

Kapitel 3 - Körperliche Entgiftung zur Gewichtsabnahme

Abnehmen kann schwierig sein, vor allem, wenn die wie Blei auf den Hüften kleben. Mit den Detox-Getränkerezepten versorgen Sie Ihren Körper mit Nährstoffen und Vitaminen, während er gleichzeitig Gewicht verlieren kann.

. Der Hauptbestandteil des Entgiftens ist Wasser. Es unterstützt das Verdauungssystem und hilft damit, überschüssiges Wasser auszuscheiden.

8 Gläser Wasser pro Tag reichen, Toxine auszuscheiden und Gewicht zu verlieren.

Wasser allein reicht jedoch nicht aus, wenn es darum geht, Gewicht zu verlieren. Sie müssen Ihren Körper mit Nährstoffen versorgen, insbesondere wenn Sie Mahlzeiten auslassen. Denn gleichzeitig wird der Verdauungstrakt gereinigt und Abfallstoffe ausgeschieden.

Sie können die Entgiftung Ihres Körpers selbst gestalten, indem Sie Wasser mit Inhaltsstoffen wie **Zitrone und Pfeffer** versehen.

Grüner Tee ist eine der Schlüsselkomponenten, wenn es um die Gewichtsabnahme über den Körper geht. Grüner Tee wirkt wie ein Diuretikum (etwässernd) und kann helfen, schneller Gewicht zu verlieren. Sie sollten grünen Tee ohne Zucker trinken, um die Wirkung zu erzielen.

Cranberry wirkt auch entwässernd und kann Ihnen helfen, über den Körper Gewicht zu verlieren . Cranberry sollte in Tablettenform genommen werden, da die handelsüblichen Säfte meist mit Zucker vesehen sind.

Die in diesem Buch beschriebene Entgiftung erfolgt mit einem Getränk, das Sie nach Anleitung mixen. Ich selbst mache ein Mal pro Woche einen Entgiftungstag, an dem ich ausschließlich die im Buch gelisteten Getränke mixe und konsumiere, dazu esse ich Obst, bevorzugt Beeren. Diese kaufe ich in der Saison frisch, ansonsten tiefgekühlt und achte darauf, dass diese nicht gezuckert sind. Durch das wöchentliche Entgiften hat sich automatisch meine Einstellung zum Essen an sich geändert. Ich war früher ein „Snacker", der gerne hier und da mal was genascht hat. Durch das wöchentliche Entgiften habe ich gemerkt, wie viel wohler ich mich fühle, wenn ich bewusst Gesundes konsumiere, und das Bedürfnis, hier und da was zu knabbern löste sich nach und nach in Luft auf. Auch meine ständige Lust auf Süßes ging weg – die wöchentliche Entgiftung hatte als angenehme Begleiterscheinung eine Art freiwilliger Zuckerentzug. Süßes schmeckt mir nicht mehr so und ich kann gerne darauf verzichten.

Auch schweres, deftiges und damit kalorienlastiges Essen lockt mich nicht mehr hinterm Ofen vor; trotz alle dem koche und genieße ich immer noch gerne, aber bewusster und leichter und von der Menge her reduzierter. Mein primäres Ziel mit der Entgiftung war es nicht, abzunehmen: Es stellte sich automatisch ein!

Die Körperentgiftung befreit Ihren Körper nicht nur von Verunreinigungen, sondern stärkt ihn auch für schwierige Zeiten, wie beispielsweise bei Erkältungs- oder Darmgrippe-Wellen.

Ich habe mir eine Art „Heim-Kit" für meine Detox-Mixturen zusammengestellt, das heißt, ich habe die Zutaten immer im Haus und inzwischen ist es für mich zur Gewohnheit geworden, ein Mal pro Woche zu entgiften – weil ich recht schnell gespürt habe, wie gut mir das tut!

Ein einfaches Hausmittel, das gut bei der Entgiftung funktioniert, ist reiner Traubensaft, der mit lauwarmem Wasser ohne Kohlensäure gemischt und getrunken wird. Achten Sie beim Kauf von Traubensaft, dass dieser nicht mit Zucker versehen ist. Im Drogeriemarkt dm gibt es ungezuckerten Traubensaft, das ist mein unverbindlicher Tipp.

Kapitel 4 - Natürliche Tipps zur Entgiftung des Körpers

Obwohl es viele chemische und künstliche Produkte für die Entgiftung des Körpers auf dem Markt gibt, können Sie mit wenig Aufwand und kleinem Geld mit der Entgiftung zuhause anfangen. Der einfachste Weg ist das Trinken von lauwarmem, stillen Wasser. Wer 8 Gläser mit je 250ml Wasser pro Tag trinkt, hat schon wirklich viel gewonnen. Und die eigene Prüfstation tragen Sie schon kostenlos mit sich herum:

Ob Sie genug Wasser trinken, können Sie an der Farbe Ihres Urins erkennen. Wenn Sie genügend Wasser trinken, sollte der Urin fast klar sein. Wenn Ihr Urin trüb oder dunkel ist, bedeutet dies, dass Sie nicht genug Wasser trinken. Der Morgenurin ist konzentriert und könnte etwas trüb sein, im Laufe des Tages sollte der Urin bei genügend Wasserzufuhr klarer werden.

Ich selbst habe die Herausforderung, dass ich von Haus aus wenig Durstgefühl habe, deshalb habe ich es meist vergessen, genügend zu trinken.

Besser wurde es, als ich mir eine kostenlose Erinnerungs-App aufs Smartphone geladen habe: In jedem AppStore gibt es gratis Apps namens Wasser-Trinkwecker oder Drink-Water-Reminder, die unauffällig, aber bestimmt, ans Trinken erinnern.

Ein weiterer Faktor bei der natürlichen Entgiftung des Körpers hat mit den Lebensmitteln zu tun, die Sie essen.

Wenn Sie versuchen, Ihren Körper zu reinigen, sollten Sie Nahrungsmittel mit hohem Vitamin- und Mineraliengehalt zu sich nehmen, die gleichzeitig fettarm sind. Der Verzehr von mindestens sieben Obst- und Gemüsesorten pro Tag wird Ihnen helfen. Das können sein:

- Fisch,
- Blaubeeren
- Preiselbeeren
- und Blattgrün.

Wahrscheinlich haben Sie schon einmal das alte Sprichwort gehört, dass man ist, was man isst. Dies ist nicht nur eine Floskel, sondern eine Tatsache. Beginnen Sie damit, Fette, Fastfood, Natrium, und Süßigkeiten aus Ihrer Ernährung nach und nach zu eliminieren. Die Detox-Getränke aus diesem Buch können dabei helfen.

Gleichzeitig können Sie kardiovaskuläre Übungen, bei denen man ins Schwitzen kommt, sowie Entspannungsübungen, wie zum Beispiel Yoga, in Ihren Alltag integrieren.

Ich mache das zum Beispiel mit Youtube-Videos; dort gibt es viele angeleitete Yoga-Sessions, die ich bequem von zuhause aus ausführen kann.

Bewegung ist ein natürlicher Weg, um nicht nur in Form zu kommen und Kalorien zu verbrennen, sondern auch, um Giftstoffe auszuschwitzen.

Kapitel 5 - Die Wahl des für Sie richtigen Produkts

Wenn Sie auf der Suche nach Produkten zur Entgiftung des Körpers sind, haben Sie die Qual der Wahl. Sie können online gehen, um nach Produkten zu suchen oder sie in Reformhäusern oder Drogeriemärkten kaufen. Bei der Heimentgiftung können Sie Folgendes wählen:

- Vorgefertigte, industriell hergestellte Produkte wie Tabletten
- Pulver zum Mischen mit Wasser
- Tees
- Pflaster
- Aromatherapie

Welches das für Sie beste Produkt/die beste Strategie der Entgiftung ist, können Sie nur aufs Ausprobieren herausfinden. Ich habe die spürbarsten Erfahrungen mit den selbstgemischten Detox-Getränken gemacht, deshalb stehen sie in diesem Buch im Mittelpunkt.

Ich persönlich habe hervorragende Erfahrungen mit Saft von der Acai-Beere gemacht, er enthält starke Antioxidantien und löst bei mir einen wahren Energie-Boost aus! In Kombination mit Zitrone, lauwarmem Wasser, Ingwer und Pfeffer mag dies im ersten Moment nach einer Mixtur klingen, die alles andere als lecker ist. Aber meine Erfahrung ist, dass es die gesüßten Lebensmittel sind, die uns andere Geschmackserlebnisse verderben. Hat man dem Zucker entsagt, fangen andere Dinge plötzlich an, auch zu schmecken.

Pülverchen – ja oder nein?

Der Gesundheitsmarkt offeriert eine Masse an Produkten jeglicher Couleur, die das Abnehmen, Fasten oder Entgiften unterstützen sollen. Meine Devise ist: Weniger ist mehr.
Je unverarbeiteter ein Produkt ist, desto besser für mich. Ich reibe meinen frischen Ingwer; dafür habe ich mir eigens eine Ingwerreibe bei Amazon bestellt.

Ich werfe frisch gekaufte Beeren in den Thermomix, gebe die anderen Zutaten dazu und habe ein herrlich frisches Detox-Getränk.

Ich habe aber auch Extrakte im Haus, die ich einsetzen kann, wenn es schnell gehen muss, wenn ich wenig Zeit habe. Bei dm gibt es wunderbare Kurkuma- und Ingwershots, also flüssige Extrakte, die ich verwende, um meine Getränke aufzupeppen, wenn es schnell gehen muss, oder wenn ich eine Zutat gerade nicht im Haus habe. Ich habe auch Weizengraspulver im Haus und Superfood-Pulvermischungen für den Fall, dass es wie gesagt schnell gehen muss. Ich achte darauf, dass die Produkte keine Geschmacksverstärker, keine Farbstoffe und keinen Zucker enthalten. Ist dies der Fall, habe ich kein Problem damit, diese in meine Entgiftung zu integrieren. Ich habe eine kleine Auswahl an Bio-Superfruchtsäften aus dem dm im Haus; das sind 330ml-Flaschen mit Säften von Granatapfel, Aronia und Acaibeere. Ich gebe davon jeweils nur einen Schuss in mein Glas mit lauwarmem Wasser (still), und habe somit ein herrlich-gesundes, kräftigendes und gleichzeitig entgiftendes Getränk, das gleichzeitig schmackhaft ist.

Das Trinken von grünem Tee ist ebenfalls sehr gut für die Entgiftung des Körpers, allerdings haut mich grüner Tee vom Geschmack her nicht vom Hocker. Da ich aber seine wirklich hervorragende Wirkung zu schätzen weiß, verzichte ich darauf nicht, und gebe in jede Tasse einen kleinen Schuss Superfrucht-Saft, den ich oben schon erwähnt habe.

Seit einiger Zeit sind auch Kräuter- oder Entgiftungspflaster auf dem Markt erhältlich. Sie sind mit einer Auflage versehen, die mit einer speziellen Kräuterlösung getränkt ist. Die Pflaster werden beispielsweise auf die Fußsohlen geklebt und sollen dort ihre entgiftende Wirkung über die Haut entfalten. Ich habe schon mehrfach solche Pflaster ausprobiert, von verschiedenen Anbietern – und keine sonderliche Veränderung gespürt, außer dass ich die Pflaster sehr teuer finde und das Gefühl hatte, wie ein Lavendelsäckchen zu riechen, und bei einem Fußsohlenpflaster war der Kleber vom Pflaster so weich und dick, dass meine ganze Sohle klebrig war und ich ewig schrubben musste, um nicht in den Socken kleben zu bleiben.

Lösungen:

Aromatherapie

Eine Möglichkeit, wie Sie Ihren Körper auf natürliche Weise reinigen können, ist die zudem die Aromatherapie.

Die Aromatherapie kann auf zwei verschiedene Arten eingesetzt werden. Sie können ätherische Öle auf die Haut auftragen oder über einen Diffuser inhalieren.

Einige ätherische Öle wie zum Beispiel Zitrone und Teebaumöl . wirken gut reinigend auf den Körper.

Sie sollten ätherisches Öl nicht direkt auf die Haut geben, da dies Allergien auslösen kann. Ich mische ätherische Öle mit gutem Olivenöl und massiere es mir dann in die Haut ein. Allerdings mache ich das meist nur am Wochenende wegen des doch sehr eigenen Geruchs, den solch ein Balsam mit sich bringt, doch mir geht es um die Wirkung, und von der bin ich überzeugt.

Die Haut absorbiert die ätherischen Öle auf die gleiche Weise wie das Pflaster und nehmen die Wirkstoffe über die Haut in den Blutkreislauf auf. Sie können auch Aromatherapie anwenden, um die ätherischen Öle in die Lungen einzuatmen, so dass sie auch auf diese Weise in die Blutbahn gelangen. Zum Einatmen müssen Sie einen Diffusor/Verdampfer verwenden. Die Aromatherapie ist langfristig gut für die Entgiftung des Körpers. Es funktioniert nicht. schnell, aber effektiv ist.

Sie eignet sich gut für diejenigen, die konstant und langfristig entgiften wollen.

Kapitel 5: Einfache Entgiftungs-Rezepte

Sie können leicht Ihre eigenen hausgemachten Heilmittel herstellen, die dem Körper gut tun.

Verunreinigungen, die man aus Wasser erhält.

Rezept: Pepperspeed –

Sowohl Zitrone als auch Pfeffer kombiniert eignen sich gut, um als Reinigungsmittel durch den Körper „zu zischen". Die Zutaten hat man leicht zur Hand.

- 250 ml lauwarmes, stilles Wasser
- 2 Teelöffel Zitronenschale
- ½ Teelöffel schwarzer Pfeffer

Mischen Sie das Wasser mit den Zutaten und trinken es in einem Zug. Nachdem Sie fertig sind, trinken Sie 500ml Wasser nach. Das wird dazu beitragen, dass die Lösung schnell ins Verdauungssysstem gespült wird.

Für beste Ergebnisse verwenden Sie frisch gemahlenen schwarzen Pfeffer und frische Zitronenschale einer frischen Zitrone.

Alternative Verwendung - Sie können den schwarzen Pfeffer weglassen und zur Zitronenschale einen Teelöffel frischen Zitronensaft hinzufügen.

Rezept: Toscana-Flutsch

Macht Laune und den Schlacken den Garaus: Der Detox-Mix im Toscana-Style. Am Besten für eine Entgiftung am Wochenende geeignet.

- 250ml lauwarmes, stilles Wasser
- 1 Teelöffel Leinsamenöl
- 1 Teelöffel Basilikum, frisch gehackt oder getrocknet aus der Streudose
- 1 Teelöffel Oregano, frisch gehackt oder getrocknet aus der Streufose
- ½ Teelöffel Knoblauch, frisch gepresst, nicht aus der Dose. Getrockneter Knoblauch riecht extrem stark und kann starke Blähungen verursachen

Geben Sie alle Zutaten in das Wasser und trinken Sie den Mix. Nach dem Trinken fünf Minuten warten, und trinken Sie dann zwei weitere Gläser Wasser nach.

Dieser Mix unterstützt vor allem das Kreislaufsystem, während er gleichzeitig die Verdauung auf Trab bringt. . Alternative Verwendung - Sie können Basilikum durch Rosmarin ersetzen.

Rezept: Drei Beeren für Darmie

Dieses Rezept ist ein echter Antioxidantien-Booster! Du kannst entweder frisches Obst dafür verwenden, das Du dann mit Wasser und Mixer zu Deinem Detox-Getränk verarbeitest. Alternativ kannst Du auch gefrorene Beeren verwenden (bitte darauf achten, dass sie ungesüßt sind), oder Du greifst auf die zuckerfreien Superfrucht-Säfte aus dem dm-Drogeriemarkt zurück.

- 200ml lauwarmes, stilles Wasser
- 50ml reiner Acai-Beerensaft (ungezuckert)
- ½ Tasse Heidelbeeren
- 4 frische Erdbeeren

Geben Sie alle Zutaten in den Mixer und vermischen Sie sie miteinander. Trinken Sie sie und spülen Sie mit 250ml lauwarmen, stillen Wasser nach.

Um beste Ergebnisse zu erzielen, verwenden Sie nur frische Zutaten.

Rezept: Tropical Detox

Give me the power...! Dieses Detox-Rezept wird Dich geschmacklich einfach umhauen: Der Mix strotzt vor essentiellen Nährstoffen und unterstützt Darm, Herz und Immunsystem.
Mein Tipp: Wenn möglich, lauwarm konsumieren.

- 1 Banane
- 100 Gramm fettarmer Naturjoghurt
- 50ml Ananassaft ungesüßt
- 50ml Orangensaft ungesüßt
- 100ml lauwarmes, stilles Wasser
- 1 Teelöffel Basilikum., frisch gehackt oder aus der Streudose

Geben Sie alle Zutaten in einen Mixer und vermischen Sie sie. Sehr sättigend und reinigend.

Rezept: DetoxDaiciri

Abgefahren! Sowohl in der Wirkung, als auch im Geschmack...

- 250ml lauwarmes, stilles Wasser
- 1 Teelöffel Maca-Wurzel
- 1 Teelöffel Ginseng
- 1 Teelöffel Acai-Pulver

Sie können flüssigen Ginseng bei dm oder online kaufen. Mischen Sie alle Zutaten zusammen und fügen Sie dann das Wasser dazu. Mischung trinken, 5 Minuten warten, und dann nochmals 250ml lauwarmes Wasser nachtrinken. Nicht für die Nacht geeignet, da starke energetisierende Wirkung.

Rezept: Clean me up!

Geschmacklich mit eigenem Charakter, aber Dickdarms bester Buddy...

- 250ml lauwarmes, stilles Wasser
- 1TL Leinsamenöl
- 1TL frisch geriebener Ingwer
- 1TL Traubenkernöl
- 1 Tasse frisch gebrühter grüner Tee

Dies ist ein super Entgiftungsrezept, das vor allem dem Dickdarm schmeichelt. Mischen Sie erst alle Zutaten zusammen, ehe sie das lauwarme, stille Wasser hinzufügen. Geben Sie dem Power-Mix noch Nachdruck, in dem Sie mit zwei Gläsern lauwarmen, stillen Wasser nachspülen. Um geschmacklich noch etwas rauszuholen, hilft ein Spritzer Zitrone oder ein Schuss Superfruchtsaft aus dem dm-Drogeriemarkt.

Rezept: Relax my Darm!

Eignet sich prima für die Nacht: Beruhigend und reinigend.

- 1 Tasse gebrühter grüner Tee
- 1 TL Honig
- ½ Teelöffel Zimt

Nachdem Sie den grünen Tee gebrüht haben, fügen Sie den Zimt und den Honig zu der Mischung hinzu und trinken Sie ihn warm. Dies ist ein wohlschmeckendes Getränk, das reinigt, entspannt und auch dem Herzen gut tut. Für beste Ergebnisse verwendet man am besten frisch gemahlenen Zimt. Da dies aber umständlich sei kann, greife ich auf bereits gemahlenen Bio-Zimt zurück.

Rezept: Berries are kidneys best friend

Für beste Ergebnisse - Verwenden Sie frisch gemahlenen Zimt.

Körper-Entgifter und Nierenreiniger.

- 250ml stilles, lauwarmes Wasser
- 50ml reiner Preiselbeersaft, ungesüßt
- 50ml reiner Acai-Saft, ungesüßt
- 3 Teelöffel Orangensaft, ungesüßt

Mischen Sie die Zutaten zusammen und geben Sie sie in das Wasser. Trinken Sie es und lassen Sie weitere 250ml lauwarmes, stilles Wasser folgen. Das hilft, Ihre Harnwege zu reinigen und Harnwegsinfektionen vorzubeugen.

Für beste Ergebnisse - Verwenden Sie nur reine Zutaten und 100 Prozent reinen Orangensaft, meine Zutaten beziehe ich aus dem dm-Markt.

Rezept: Lavendula

Body Detoxifier Nine - Lavendel-
Reinigung

- 250ml stilles, lauwarmes
  Wasser
- 1TL reines Lavendelöl aus der
  Apotheke
- 1TL Leinsamenöl
-

Mischen Sie die Öle mit dem Wasser und trinken Sie den Mix und spülen Sie mit einem weiteren Glas Wasser nach. Dieser Trunk ist eine Art Ganzkörperreinigung. Achtung: Verwenden Sie nur reines Lavendelöl aus der Apotheke , KEIN Duftöl für Duftlampen! Nicht alle ätherischen Öle können innerlich angewandt werden; Lavendelöl ist eine Ausnahme.

Rezept: Detox on the beach

Dieser Slush eignet sich für heiße Sommertage und ersetz eine Mahlzeit.

- ½ Banane
- 1 Teelöffel Leinsamenöl
- 75ml Orangensaft
- 50ml Acai-Saft
- 2 Teelöffel Zitronensaft (rein)
- Eiswürfel

Mischen Sie alle Zutaten in einem Mixer zusammen, .zum Schluss die Eiswürfel dazu geben und ein Mal „schreddern". Das ist ein echt gesunder Abnehm-Slush.

Rezept: - Veggie Cleanser

Schmeckt eigen – wirkt Wunder

- 1 frische Karotte, geschält
- 2 Kronen roher Brokkoli
- 1 Teelöffel Omega-Fischöl
  (gibt es bei Amazon)
- 1 Teelöffel Leinsamenöl
- 150ml lauwarmes, stilles
  Wasser

Für dieses Rezept brauchen Sie einen Mixer.
Geben Sie das Gemüse in den Mixtopf,
machen Sie es sehr klein. Dann Wasser und
Öle dazugeben. Gut mixen und dann
konsumieren und mit einem Glas lauwarmen,
stillen Wasser nachspülen.
Geschmacklich nicht der „Burner", aber
wunderbar für Deinen Körper.

Rezept: Happinizer

Beseitigt Stress, Schlacken – und macht happy!

- 1 Tasse gebrühter Grüner Tee
  - Heiß
- 50ml Apfelsaft, ungesüßt
- 50ml Traubensaft, ungesüßt
- 1 TL Apfelessig
- ½ Teelöffel Zimt

Zimt, Essig, Traubensaft und Apfelsaft zusammenmischen, dann erst mit dem heißen Grüntee auffüllen. Stehen lassen, bis trinkwarm, dann zügig trinken, genießen, staunen.

Bonuskapitel: Hausgemachte Massageöle für die Haut

Die Verwendung von Massageölen aus ätherischen Ölen ist weitere eine Möglichkeit, mit der Sie ihren Körper langfristig entgiften können. Ätherische Öle dürfen niemals direkt auf die Haut aufgetragen werden, da sie Allergien hervorrufe können, mit Ausnahme von Rosenöl und Lavendelöl.

Beziehen Sie die Öle ausschließlich von der Apotheke, da Sie dann die Gewissheit haben, dass diese rein sind und kein billiger „Pantsch". Die hier genannten Rezepte sind allesamt für die **äußerliche Anwendung bei Erwachsenen** vorgesehen.

Entgiftungsöl „Lavendel und Rose"

Dies ist eines der einfachsten aller Entgiftungsrezepte der Aromatherapie. Es kombiniert
zwei der sichersten ätherischen Öle, die entspannen und detoxieren. Man trägt das Gemisch auf die Fußsohlen auf, massiert es gut ein und zieht dann Socken an, um durch die entstehende Wärme den Effekt zu verstärken. Die Mengenangaben beziehen sich auf eine Anwendung für beide Füße.

- 15ml Lavendelöl
- 15ml Rosenöl

Gut miteinander vermischen und dann auf Fußsohlen auftragen und einmassieren.

Eine weitere Alternative zu diesem Rezept besteht darin, die Öle in ein Bad zu geben und darin zu baden. Sie werden sich sofort entspannt fühlen, da Sie die ätherischen Dämpfe nicht nur einatmen, sondern die feinen Inhaltsstoffe können durch die Haut in den Blutkreislauf eindringen. Denken Sie daran, dass Lavendel und Rose die einzigen ätherischen Öle sind, die direkt auf die Haut aufgetragen werden dürfen. Bei den übrigen Rezepturen wird ein Trägeröl für den direkten Hautkontakt verwendet.

Entgiftungsöl „Weihrauch me!"

Weihrauch wird seit Tausenden von Jahren als Heilmittel verwendet. In Ölform kann Weihrauch ideal helfen, Körpergifte loszuwerden, gleichzeitig wird der Kreislauf unterstützt. Das genannte Rezept ist für eine Behandlung gedacht. Die Mischung sollte bei jeder Anwendung neu angesetzt werden.

- 15ml Olivenöl
- Ein halber Teelöffel reiner Weihrauch in Ölform (Apotheke)

-

Die Öle gut miteinander vermischen. Sobald sie miteinander vermischt sind, können sie als Massageöl auf Fußsohlen und im Brustbereich eingesetzt werden.

Verwenden Sie für dieses Rezept nur reinen Weihrauch.

entspannender Duft.

Entgiftungsöl „Teebaum meets Zitrone"

Sowohl Teebaumöl als auch Zitronenöl sind nützlich, wenn es darum geht, die Verdauung zu fördern. Diese Mischung, zur Massage eingesetzt, unterstützt den Entgiftungsprozess sanft und natürlich. Das Rezept ist für eine Behandlung gedacht. Die Mischung sollte bei jeder Anwendung neu angesetzt werden.

- 1 20ml Olivenöl
- ½ Teelöffel Teebaumöl
- ½ Teelöffel reines Zitronenöl (nicht Zitronensaft!)

Mischen Sie die Öle gut und massieren Sie damit die Fußsohlen ein, dann Strümpfe darüber ziehen, am besten vor dem Schlafen anwenden und über Nacht einwirken lassen.

Entgiftungsöl „Mandelzauber"

Sehr wohltuendes und gut duftendes Entgiftungsöl. Rezept ist für eine Behandlung gedacht.

- 10ml Olivenöl
- 1 Teelöffel reines Mandelöl (Apotheke oder Reformhaus)
- 1 Teelöffel reines Vanilleöl (Apotheke oder Reformhaus)
-

Alle drei Öle miteinander mischen und auf die Fußsohlen auftragen und einmassieren. Am besten abends vor dem Schlafen machen und über Nacht einwirken lassen.

Kapitel 10 - Wie man „entgiftet" bleibt

Die Entgiftung des Körpers zu Hause ist nicht schwierig und sie macht obendrein Spaß, wenn man relativ schnell erste Resultate merkt.

Oft sind die Menschen der Meinung, dass es schwer sei, im Alltag eine gesunde Lebensweise zu praktizieren.

Mir wird auch gesagt, dass vor allem Entgiften zuhause nicht möglich sei, wegen der Familie.

Ich habe auch eine Familie: Einen Teenie und einen Partner – und ich entgifte trotzdem, weil ich es mir wert bin. Ich entgifte für mich. Mir ist mein Körper wichtig. Und wenn es mir gut geht, wenn ich gesund bin, dann profitiert mein Umfeld auch davon. Ich entgifte, auch wenn niemand meiner Familie mitmacht, denn ich erwarte das nicht. Jeder Mensch hat die Wahl, etwas für sich zu tun oder nicht. Ich gebe Anregungen und bin ein Beispiel – wer mitmachen möchte, ist herzlich eingeladen, wer nicht mitmachen will, lässt es eben bleiben.

Entgiften ist eine Entscheidung, die man selbst trifft. Ganz einfach. Ich lasse mich davon nicht abhalten, denn es tut mir gut. Trotz allem nehme ich am normalen Familienalltag teil, ich koche auch, und ich tue es gerne. Ich habe jedoch bemerkt, dass mich Fastfood einfach nicht mehr „anmacht". Mit dem Entgiften ging auch eine Art Entgiftung der Lebenseinstellung einher. Was mir nicht gut tut, lasse ich bleiben. Die Kunst ist, für sich selbst eine Entscheidung zu treffen und anderen Menschen ihre Entscheidungen ebenfalls zuzugestehen, das nimmt Stress und Druck.

Und wenn es mal einen Rückfall gegeben hat, ich meinen Entgiftungsrhythmus nicht einhielt, da zu viel los war oder ich keine Lust hatte, dann blieb ich auch gelassen, akzeptierte es und fing einfach wieder an.

Weniger ist wirklich mehr. Je weniger man nachdenkt, desto besser werden die Ergebnisse. Und je weniger Müll man konsumiert, desto leichter fühlt man sich.

Das ist mein Fazit, das ich Ihnen gerne mitgebe.

Alles Gute! Und „happy detox!"

Sia Westphal

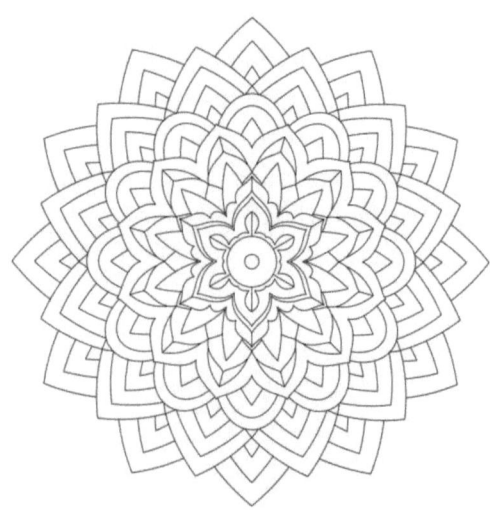

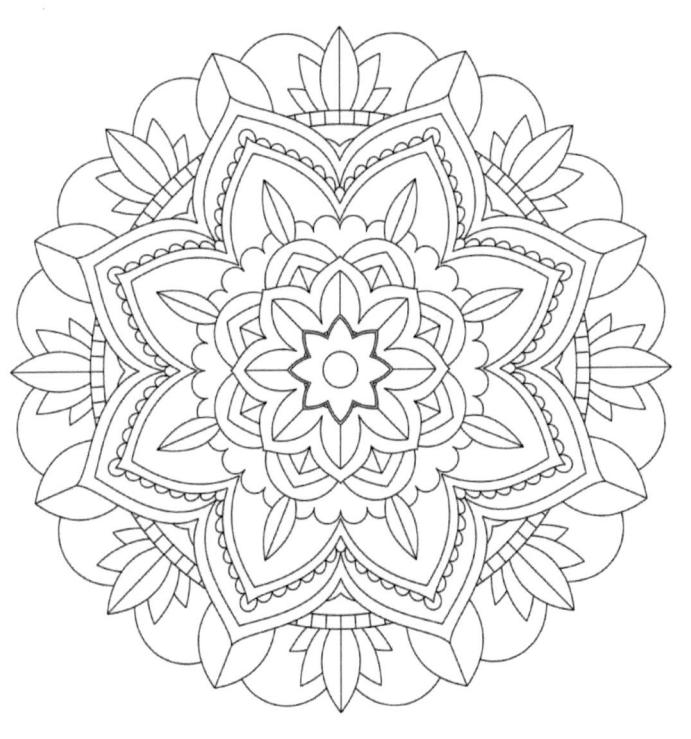

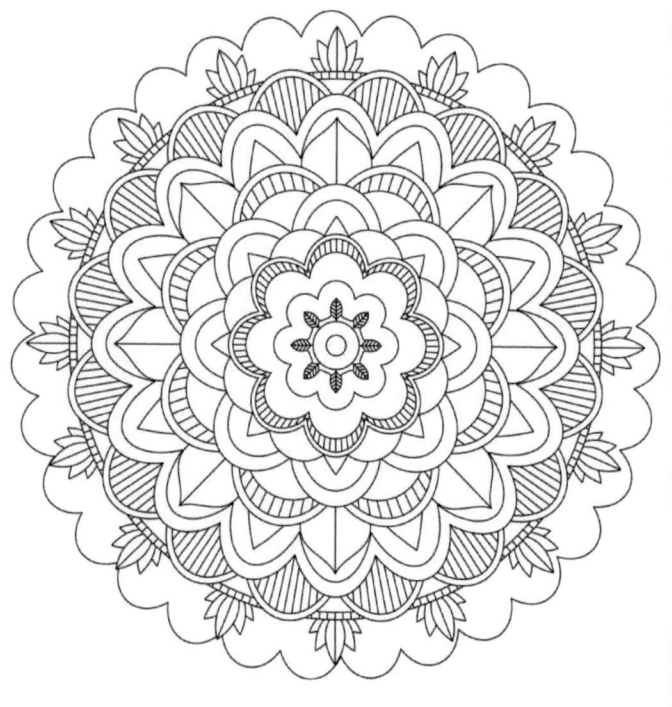

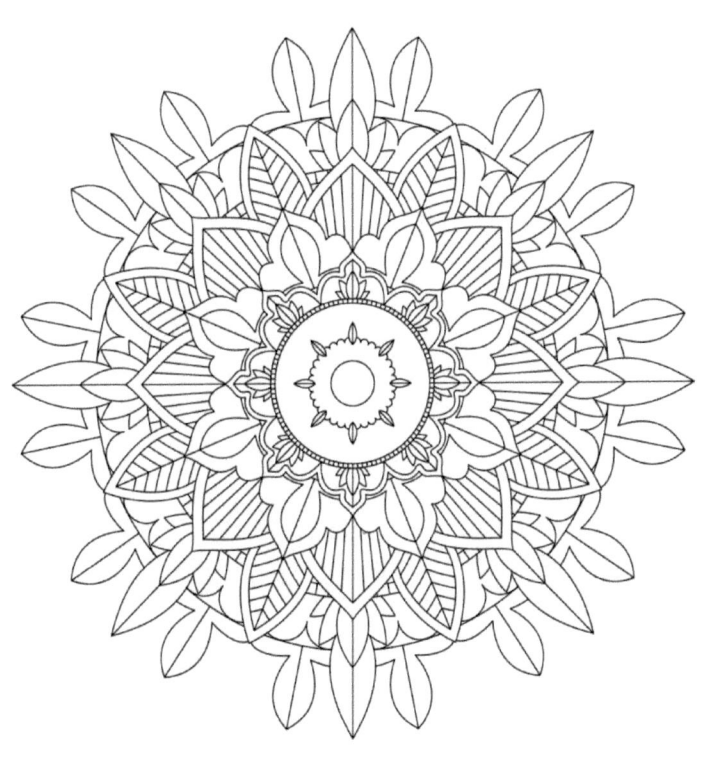

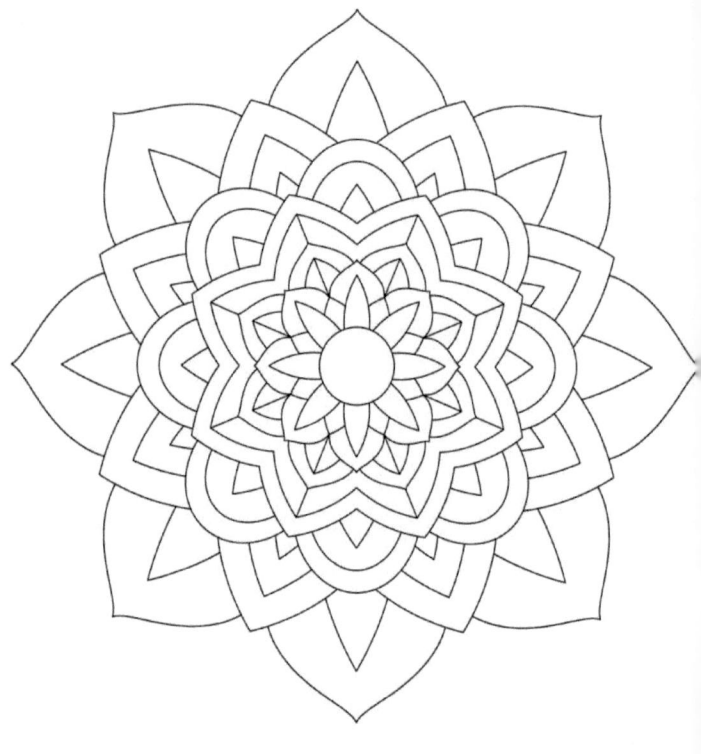

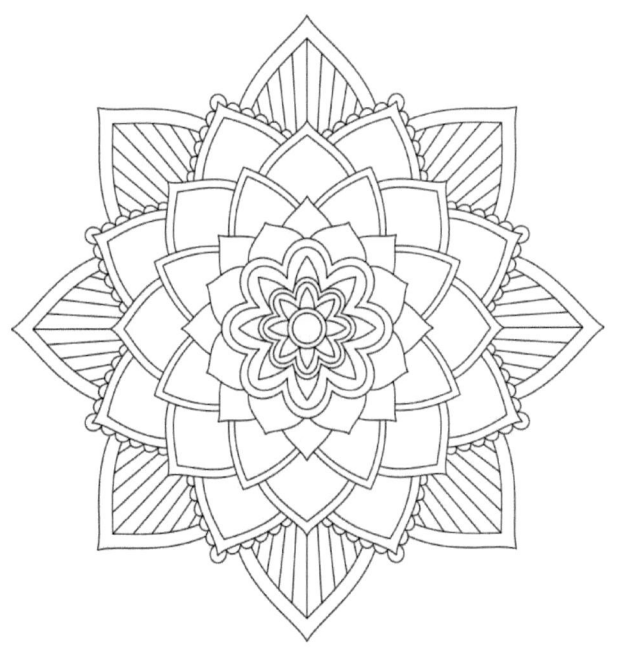

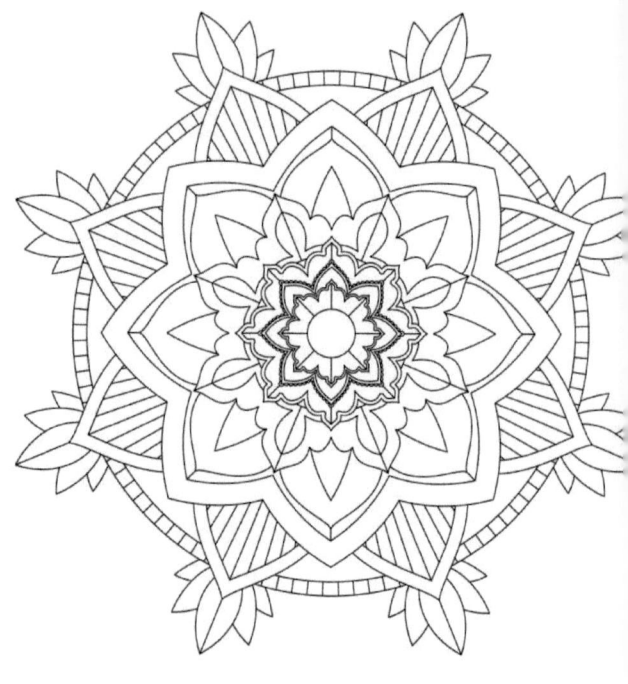

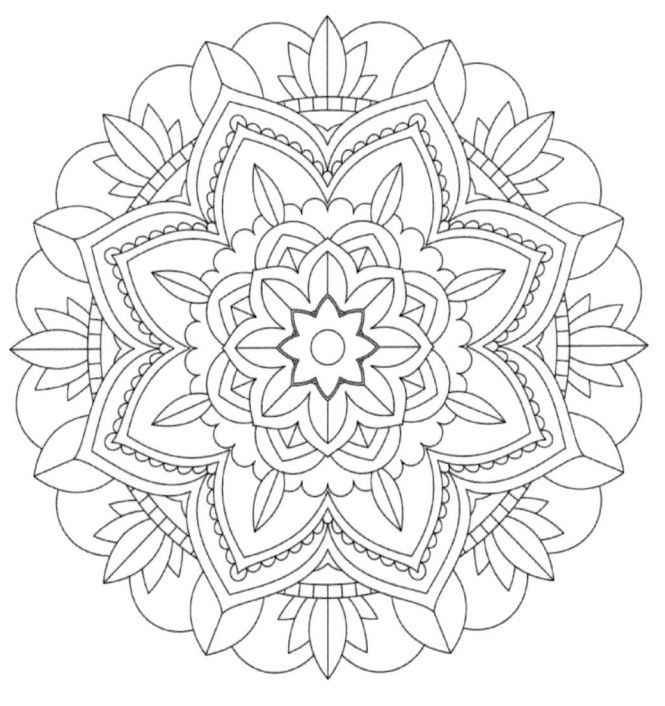

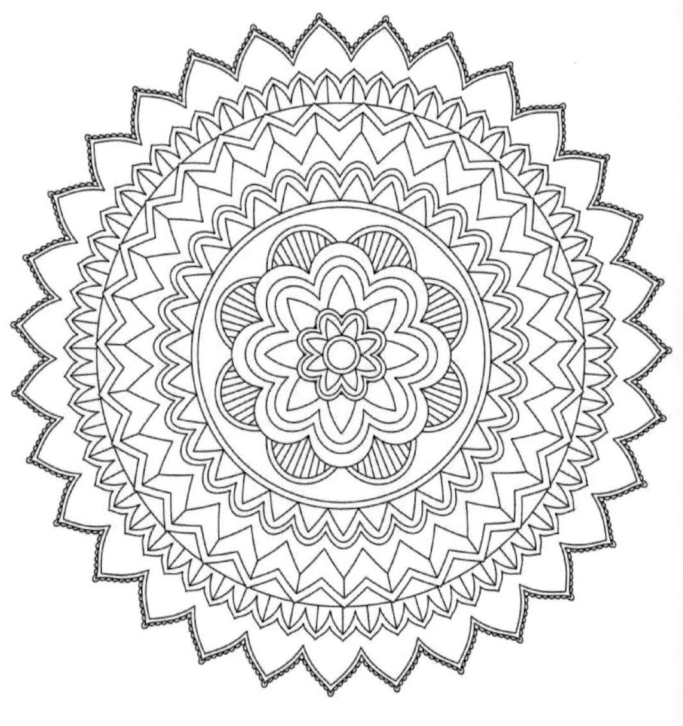

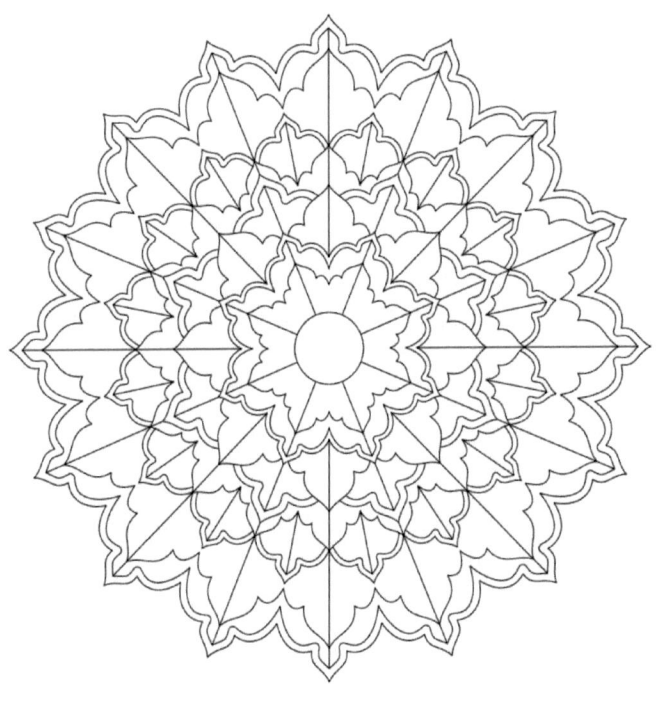

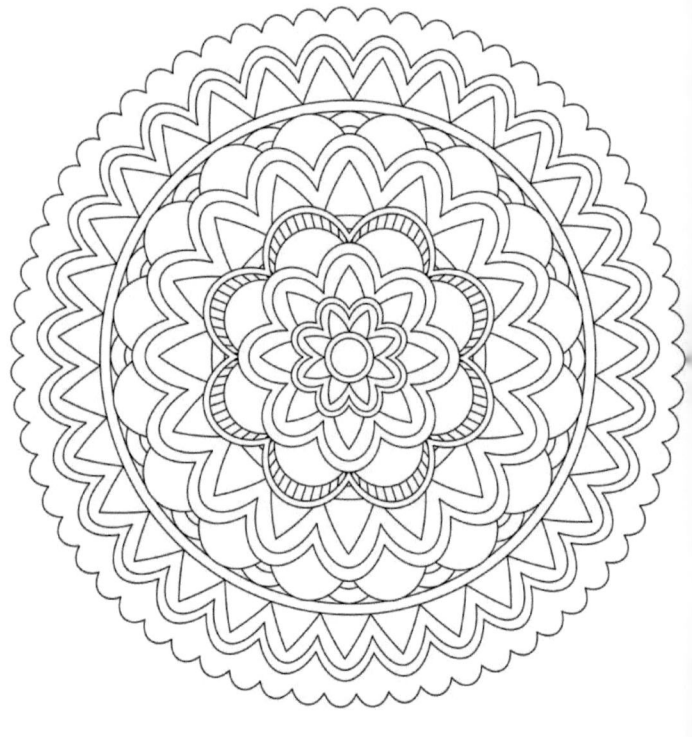

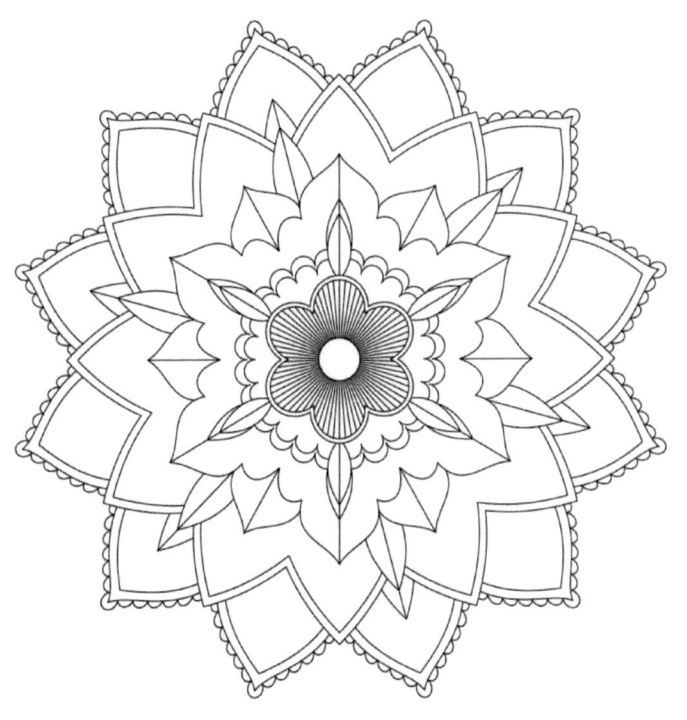

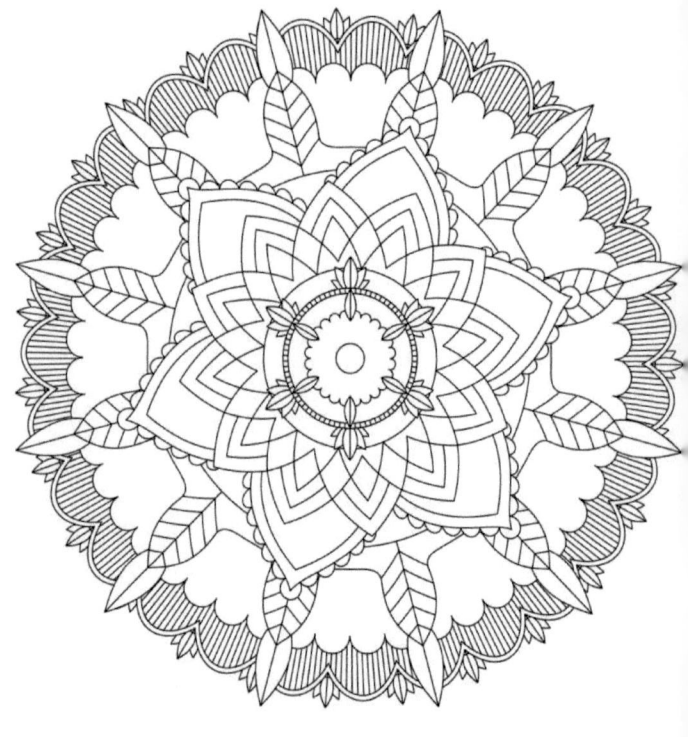

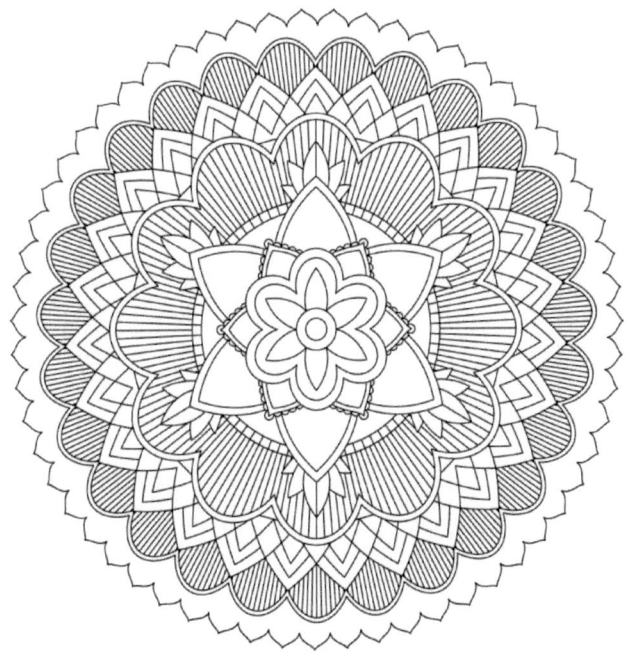

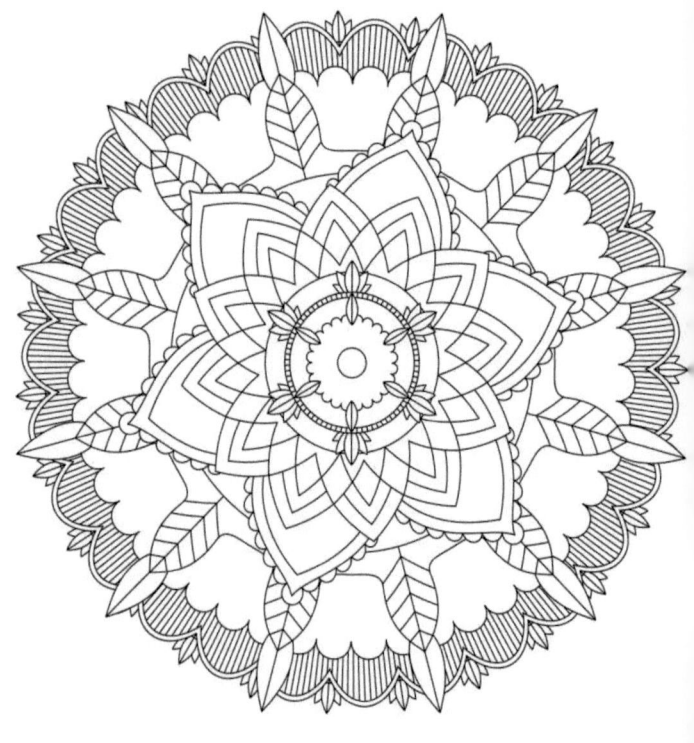

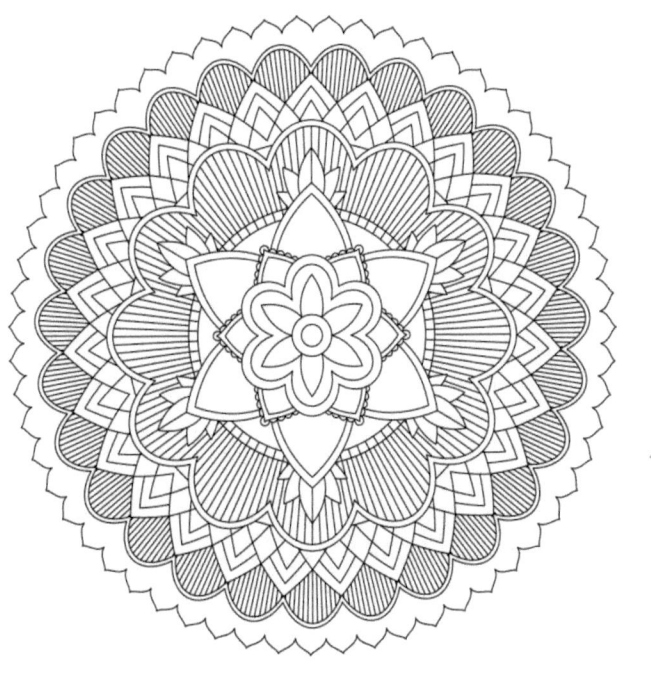

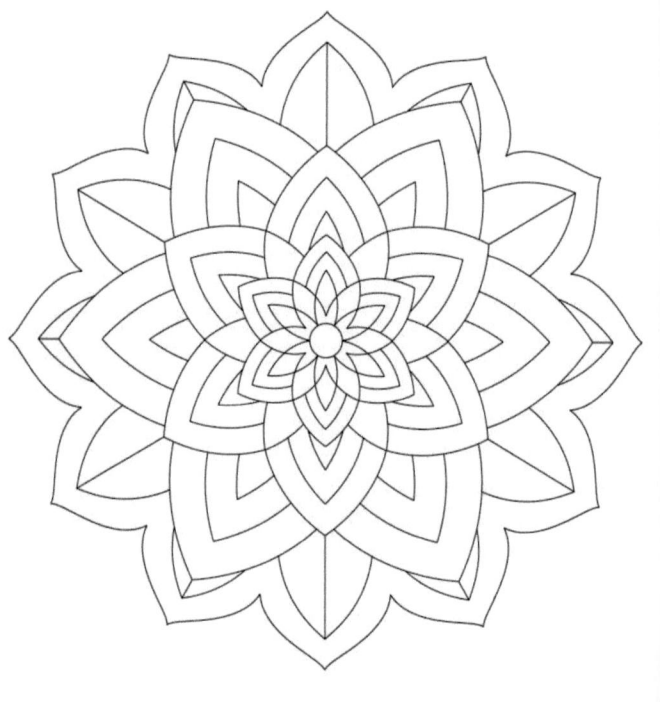

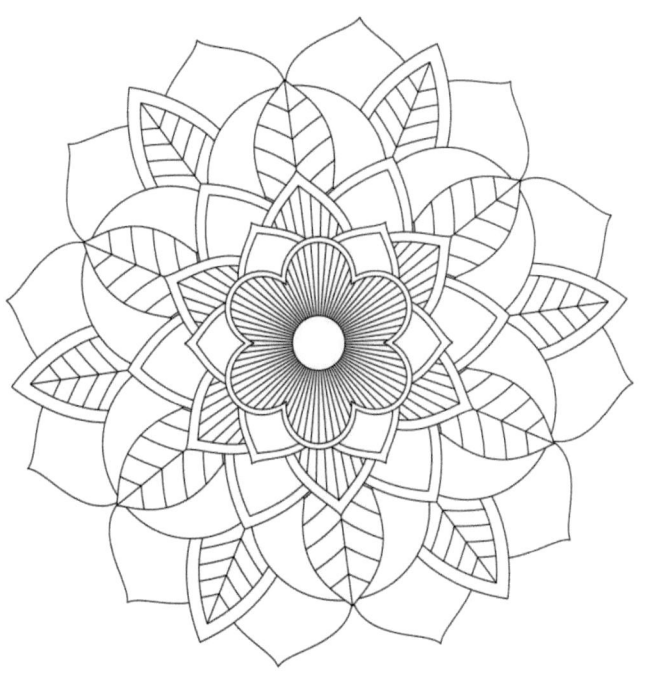

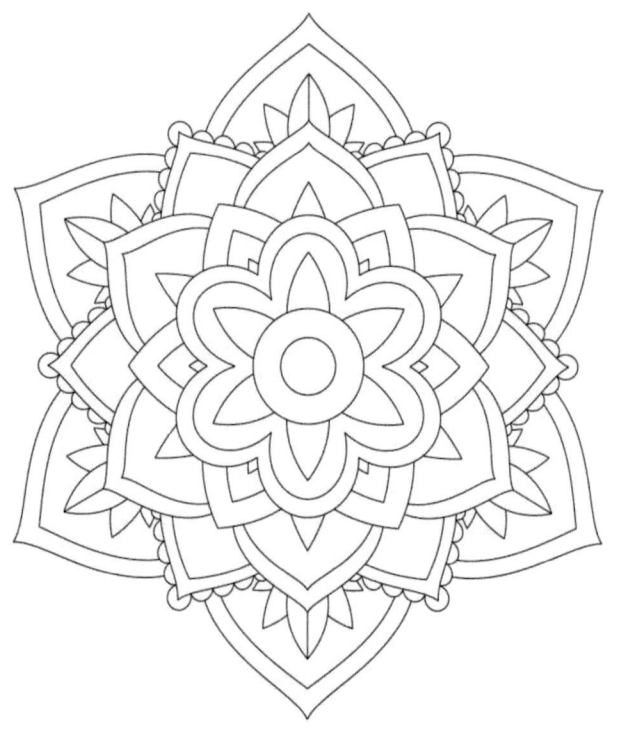

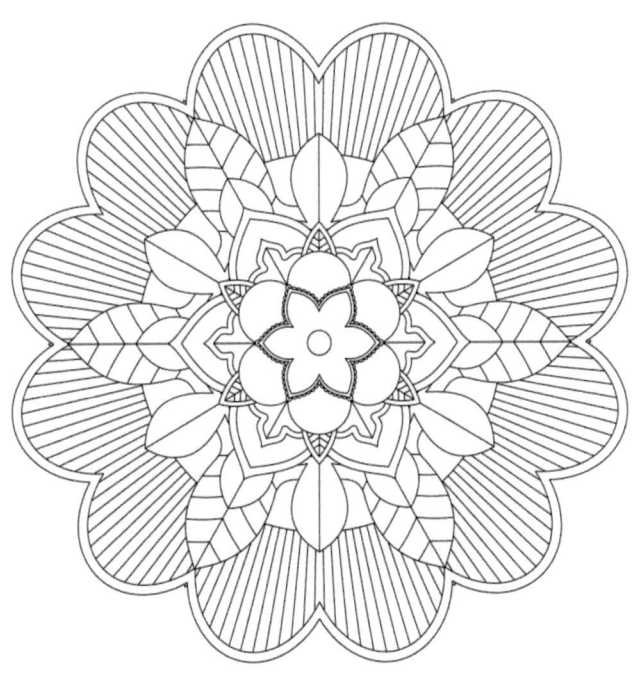

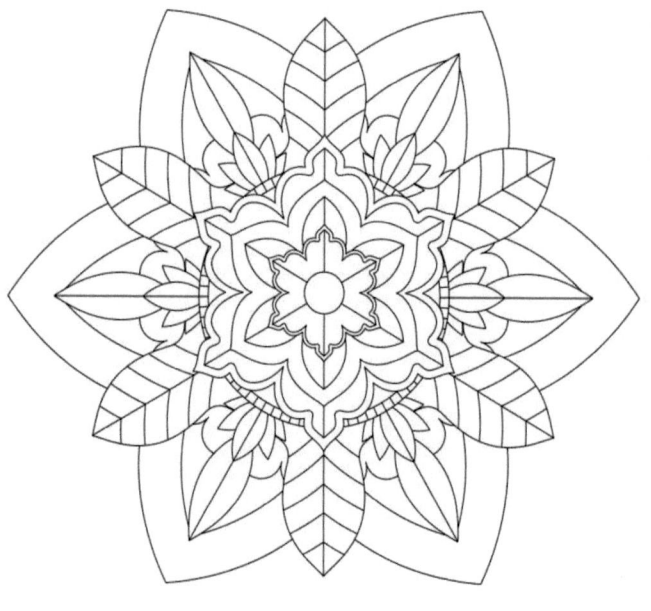

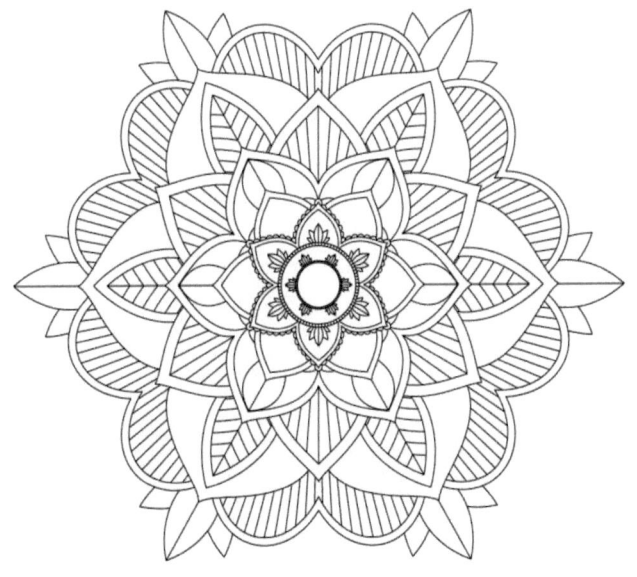

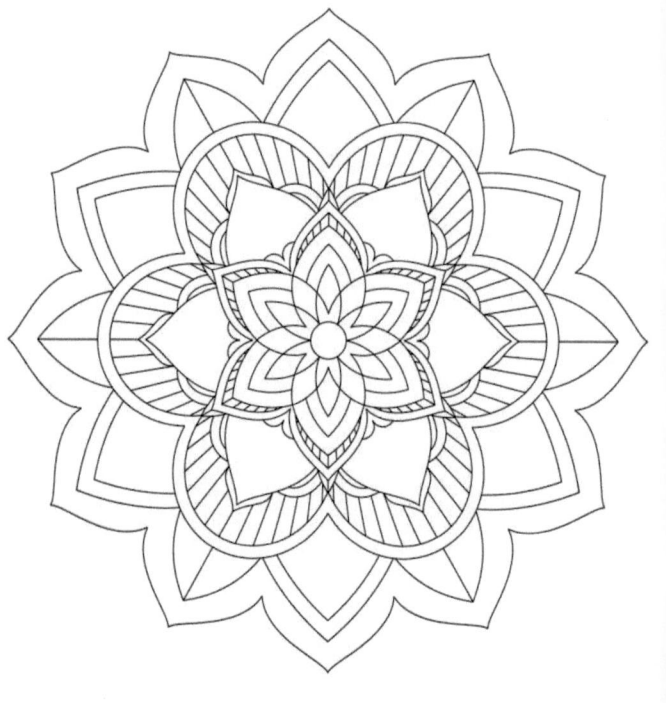

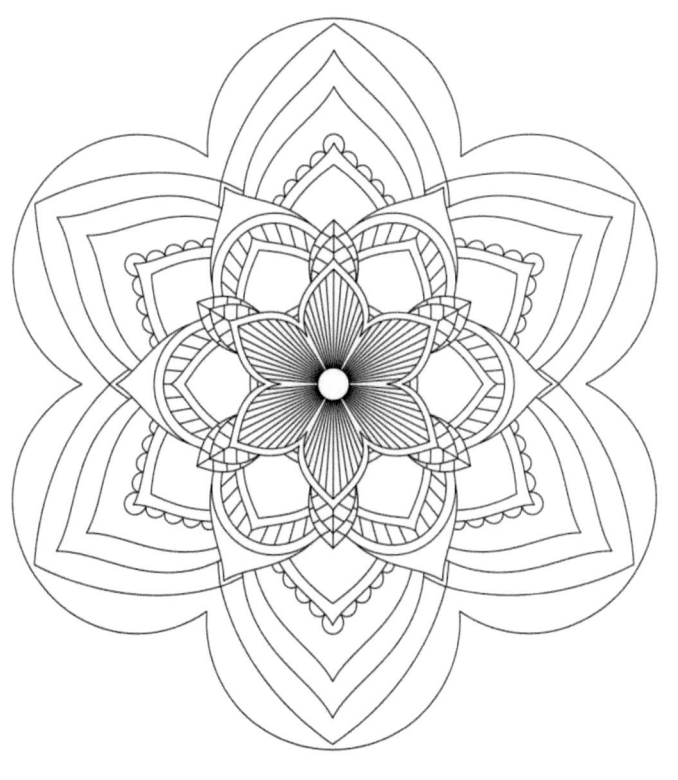

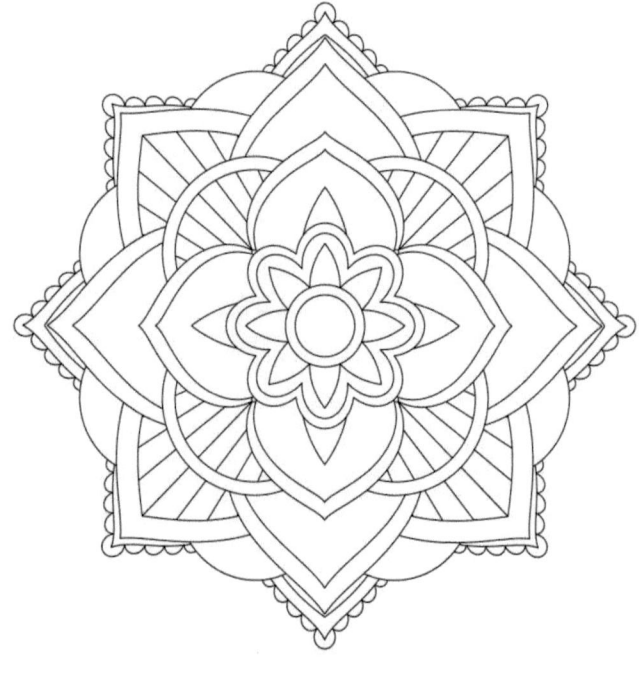

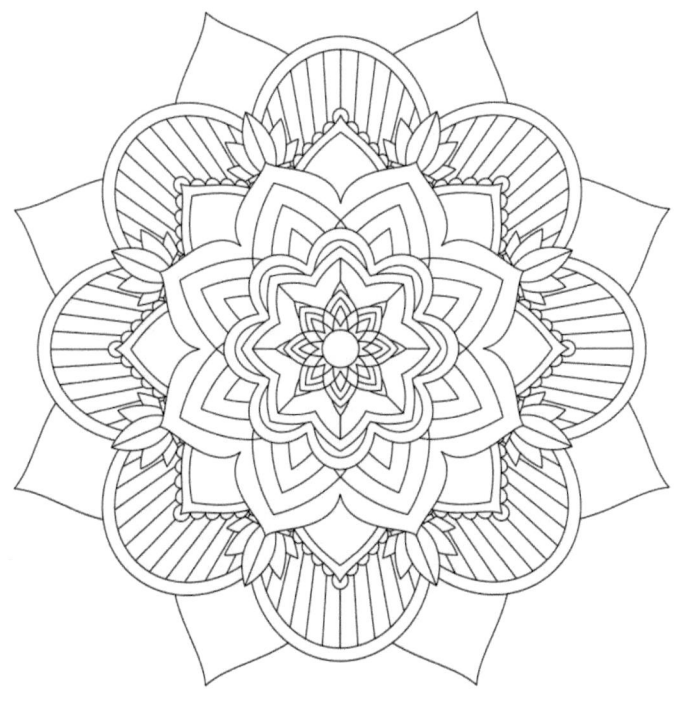

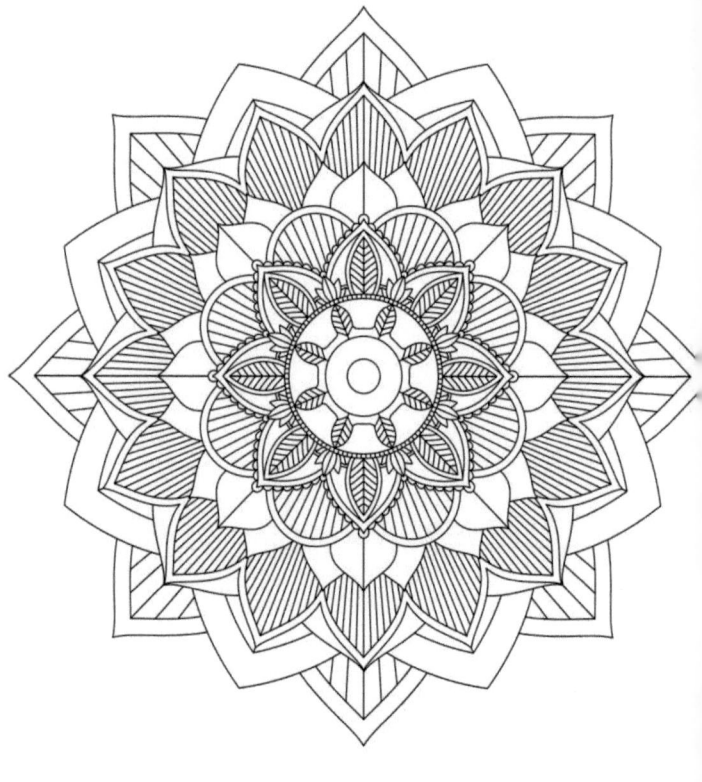